I0076020

BÉNIGNITÉ RELATIVE

DES

FRACTURES DU CRÂNE

CHEZ LES ENFANTS

PAR

Le Dr Edmond BRUGIRARD

LICENCIÉ ÈS-SCIENCES MATHÉMATIQUES
LICENCIÉ ÈS-SCIENCES PHYSIQUES

———

LIBRAIRIE MÉDICALE ET SCIENTIFIQUE
JULES ROUSSET
PARIS. — 36, Rue Serpente. — PARIS
(EN FACE LA FACULTÉ DE MÉDECINE)
—
1901

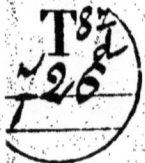

Témoignage de vive amitié, et preuve de gratitude.

BÉNIGNITÉ RELATIVE

DES

FRACTURES DU CRÂNE

CHEZ LES ENFANTS

PAR

Le Dr Edmond BRUGIRARD

LICENCIÉ ÈS-SCIENCES MATHÉMATIQUES
LICENCIÉ ÈS-SCIENCES PHYSIQUES

LIBRAIRIE MÉDICALE ET SCIENTIFIQUE

JULES ROUSSET

PARIS. — 36, Rue Serpente. — PARIS

(EN FACE LA FACULTÉ DE MÉDECINE)

1901

A LA MÉMOIRE

DE MON PÈRE ET DE MA MÈRE

A MES PARENTS

A MES AMIS

A mon Président de Thèse

M. LE PROFESSEUR LE DENTU

Chirurgien des hôpitaux
Membre de l'Académie de médecine
Officier de la Légion d'honneur

AVANT-PROPOS

Il nous est agréable au début de ce travail d'accomplir un devoir de reconnaissance. Au cours de nos études médicales nous avons participé aux leçons de différents maîtres, mettant à profit leur science, leur dévouement. Nous ne voulons pas les quitter sans leur dire adieu et merci.

Nous avons surtout à cœur d'exprimer notre gratitude envers M. le docteur Villemin, chirurgien des hôpitaux, qui a bien voulu nous donner ce sujet de thèse. Qu'il veuille bien nous permettre de le faire ici respectueusement. Pendant le temps que nous sommes resté auprès de lui, nous avons pu apprécier sa grande habileté, sa profonde bienveillance et nous regrettons vivement d'avoir à le quitter bientôt.

Nous sommes heureux également de dire à nos premiers et excellents maîtres de Dijon notre reconnaissance. Que MM. les docteurs Deroye, Gautrelet, E. Morlot, Parisot, Zipfel, Cottin, soient assurés de notre bon souvenir. M. le docteur Broussole, professeur à l'École de Dijon, nous a constamment témoigné de l'intérêt. Il a bien voulu nous aider de ses conseils dans ce petit travail, et nous communiquer des observations : qu'il veuille bien croire à notre profonde gratitude.

Durant le trop court séjour que nous avons pu faire à Paris, il nous a été donné de connaître le grand talent des sommités médicales de notre pays. Nous nous sommes efforcé de profiter de leur enseignement dont la perte nous sera très sensible.

M. le docteur Lagoutte, ex-professeur à l'École de Dijon, chirurgien à l'Hôtel-Dieu du Creusot, nous a très obligeamment communiqué une observation. Nous l'en remercions bien sincèrement.

M. le professeur Le Dentu nous a fait le très grand honneur d'accepter la présidence de notre thèse : nous le prions d'agréer l'assurance de notre profonde et respectueuse reconnaissance.

INTRODUCTION

La thèse que nous apportons est modeste. Nous ne voulons envisager dans les fractures du crâne chez les enfants que le pronostic qu'elles comportent et dont nous donnerons la raison principale.

Nous apportons dans ce but un certain nombre d'observations dont cinq sont inédites. Les premières ont trait aux fractures du crâne chez les nouveau-nés, au traumatisme qu'ils peuvent subir au cours de l'accouchement à travers un bassin vicié ; les observations suivantes se rapportent aux cas de traumatismes ordinaires, chute d'un lieu élevé, coup de pied de cheval, etc.

Il ne nous a pas semblé utile de rappeler les symptômes des fractures du crâne ; ils sont longuement exposés dans tous les traités de pathologie et n'ont rien de particulier chez les enfants.

Nombreux et bien connus sont les auteurs qui se sont occupés de l'importante question des fractures du crâne. Aussi ne ferons-nous que rappeler les noms de Saucerotte, Aran, Trélat, Félizet, Baum, Perrin, Berger,

Si nous avons trouvé beaucoup d'observations de fractures du crâne chez les enfants, nous avons trouvé peu de traités spéciaux sur la question. Le plus important nous semble la thèse du Dr Poirier (Paris, 1898), à laquelle nous empruntons plusieurs observations. L'une de ses conclusions est du reste conforme à la nôtre.

OBSERVATIONS

OBSERVATION I (résumée).

DANYAU (*Journal de Chirurgie*, 1843).

Une femme présentant un bassin rachitique, vient accoucher à la Maternité. A la suite d'un travail de plus de trente heures, l'expulsion a lieu assez rapidement. L'enfant de 3 kilog., présentait à sa naissance une profonde dépression du pariétal gauche occupant une surface irrégulièrement circulaire de deux pouces de diamètre antéro-postérieur et vertical. La surface déprimée était solide, sa largeur ainsi que l'absence de toute mobilité et de toute crépitation excluait l'idée de fractures concomitantes. L'enfant fut un peu souffrant et abattu le lendemain et le surlendemain, mais cet état fut passager et sa santé resta très bonne sous tous les rapports tant qu'il demeura à la Maternité. Au bout de huit jours la dépression n'avait pas diminué. L'enfant mourut 18 jours après sa naissance d'un muguet confluent compliqué d'entérite. L'autopsie démontra que la dépression ne s'était pas relevée, que le cerveau était déprimé dans une étendue correspondante à la dépression du pariétal, mais n'avait pas d'ailleurs subi la moindre altération. Il n'y avait ni déchirure ni ramollissement, pas même d'injection de la substance cérébrale. La dure-mère était également intacte, tout à fait saine.

Deux fractures qui n'avaient pu être soupçonnées pendant la vie, existaient au pariétal, toutes deux partant de la circonférence de la dépression et aboutissant à la suture sagittale, l'une postérieure et oblique qui avait 15 lignes de longueur, l'autre presque verticale se terminant à la partie moyenne du bord supérieur de l'os et qui n'avait que 7 ou 8 lignes d'étendue. Les bords de ces fractures étaient écartés d'une ligne environ et l'intervalle était rempli par du tissu osseux de nouvelle formation très mince et très délié. Enfin une toute petite fissure de 3 lignes partant de la partie antérieure et inférieure de la dépression allait se terminer au bord antérieur de l'os. Quoique les os du crâne soient uniformément minces, facilement dépressibles et assez élastiques, on fracturerait plutôt la partie déprimée qu'on ne parviendrait à la relever.

OBSERVATION II (Résumée).

DANYAU (*Bulletin de la Société de Chirurgie*, 1857).

L'enfant que je vous présente est né il y a cinq jours après un travail long dans la première partie, très rapide dans la deuxième. Après la dilatation complète de l'orifice utérin, une demi-heure de bonnes et vigoureuses contractions a suffi pour l'expulser. C'est cependant un enfant fort qui ne pèse pas moins de 3 kilog. 1/2 et dont les dimensions sont en rapport avec ce poids et un peu au-dessus de la moyenne. Ainsi la tête a 13 centimètres dans son diamètre occipito-mentonnier et 12 centimètres dans le diamètre occipito-frontal. Le pariétal droit, il est vrai, a été enfoncé et fracturé contre l'angle sacro-vertébral. La dépression qui occupe la partie antérieure et supérieure de cet os a un demi-centimètre de profondeur; au niveau de ses bords l'os est fracturé. Du fond de la dépression à la partie inférieure du pariétal gauche il y a 0 m. 078. Quant à l'état de l'enfant, il est des plus satisfaisants. Aucun accident ne s'est manifesté depuis sa naissance, et rien ne fait craindre qu'il en survienne postérieurement.

Danyau dans la séance de 1843 rapporte encore l'observation d'un nouveau-né qui présentait une dépression considérable de la partie droite du frontal. Dans bien des cas ces enfoncements s'accompagnent de fractures, mais comme dans le cas actuel le fait a été discuté, nous ne ferons pas état de cette observation. Nous croyons utile cependant de rapporter la discussion qui suivit la communication. M. *Gosselin* demande à M. Danyau s'il a revu ces enfants et ce qui arrive de l'enfoncement. Pour lui, après avoir accouché une femme à l'aide d'un forceps, il constata, chez le nouveau-né, plusieurs fractures de l'occipital accompagnées à la moindre pression d'une crépitation très sonore. M. Gosselin a pu suivre cet enfant. La consolidation s'est faite et la tête offre une conformation entièrement régulière.

M. *Huguier* demande si chez l'enfant présenté il s'agit d'une fracture ou d'un enfoncement.

M. *Danyau* répond qu'avant d'avoir fait des autopsies, il pensait que dans des cas pareils il s'agissait d'enfoncement simple mais que les dissections qu'il a faites lui ont *toujours* révélé l'existence d'une fracture.

M. *Cazeaux.* « J'avoue que je ne partage pas cette opinion au moins pour le cas qui vient de nous être présenté, et je suis disposé à croire qu'il n'y a pas fracture. Vous remarquerez en effet que la dépression a lieu au niveau de l'angle postéro-inférieur du pariétal et les saillies que l'on constate semblent appartenir à l'os sain. Pour ce qui est du pronostic, je crois que cela disparaîtra avec le temps, j'ai vu plusieurs faits pareils qui se sont terminés sans laisser de traces. »

M. *Broca*. « J'ai observé un cas semblable qui se termina par un redressement complet. Une femme rachitique admise à l'hôpital de Lariboisière, avait été accouchée deux fois à l'aide du céphalotribe. Il s'agissait de l'accoucher pour la troisième fois. Ayant introduit le forceps, je le fis serrer par plusieurs aides si fortement que je ne comptais guère l'amener vivant. Il vivait pourtant, mais offrait un enfoncement du crâne avec plaies causées par l'action de l'instrument. La plaie se cicatrisa, les fragments se relevèrent, et toute déformation disparut. »

M. *Danyau* répond à M. Cazeaux qu'il existe chez son petit malade un peu d'œdème au niveau de la fracture qui en masque les bords. S'il n'y a pas de fracture à la table externe, au moins en existe-t-il à la table interne.

De cette discussion il résulte que nombreux doivent être les cas de nouveau-nés venant au monde avec des enfoncements et des fractures du crâne et survivant à ces traumatismes. Et en effet on trouve beaucoup d'observations se rapportant à des cas semblables. Nous en donnons encore une.

Observation III (Résumée).

Tapret (*Journal de médecine et de chirurgie*).

Le 2 mars 1877, une femme dont le bassin est rétréci accouche à l'hôpital Beaujon. L'interne de garde a dû faire une application de forceps. L'enfant naît en état de mort apparente mais se met bientôt à crier d'un cri plaintif et à peine perceptible. On note de l'exophtalmie de l'œil gauche, de la paralysie faciale à droite, des convulsions du membre supérieur et inférieur droit. On constate au-dessus de la bosse pariétale droite un enfoncement du crâne avec fraction, produit par une des branches du forceps.

M. Tapret tente une intervention ; il incise la peau et adapte un tiré-fond dans le plus large fragment enfoncé ; il remonte les os à leur niveau normal, et après avoir fait un pansement, il voit cesser tous les accidents : le cri de l'enfant devient excellent, les convulsions cessent, l'exophtalmie disparaît et le lendemain on ne constate qu'un peu de paralysie faciale. Au bout de 3 jours toute trace de compression a disparu, l'enfant prend bien le sein, son état général est excellent. Il quitte la Maternité au bout de 16 jours ayant augmenté de 50 grammes.

Observation IV

A Broca (Poirier, *Thèse*, Paris 1897-1898)

Camille P..., quatre ans, entre à l'hôpital Trousseau, salle Giraldès, le 5 juillet 1897, à la suite d'une chute du deuxième étage.

L'enfant est tombé le soir du 4 juillet. Le 5 juillet nous constatons :

1° Au crâne, on note au milieu de la voûte une saillie en forme de crête mousse, donnant à la voûte la forme en dos d'âne ; cette saillie s'étend du bregma à la région de la protubérance occipitale externe ; cette dernière fait une énorme proéminence rendue d'autant plus saillante que cette ligne sous-occipito-bregmatique suivie au-delà de la protubérance occipitale, se dirige en bas, s'enfonçant en avant au-dessous de cette protubérance dans le creux de la nuque. Au niveau de la saillie sous-occipito-bregmatique le cuir chevelu est œdématié. A gauche de cette saillie, on remarque une sorte d'affaissement plus marqué dans la région temporo-sus-auriculaire, ce qui rend la saillie plus nette. A droite de la saillie sus-indiquée, le cuir chevelu est soulevé en arrière par de la sérosité et de l'œdème ; en avant on constate en outre dans la région sus et pré-auriculaire un énorme épanchement sanguin (probable) ; cet épanchement décolle le cuir chevelu dans une grande étendue ; on perçoit à son niveau une fluctuation caractéristique, mais on ne sent pas de crépitation. Derrière l'oreille dans la région mastoïdienne on note de l'œdème. La palpation y provoque de la douleur

2° A la face le fr... est œdématié ; beaucoup plus à droite de la ligne médiane on remarque une écorchure cutanée superficielle. A l'œil droit la paupière inférieure est œdématiée, la paupière supérieure est ecchymosée. L'ouverture de la fente palpébrale est possible.

3° Aux membres inférieurs plusieurs écorchures superficielles et ecchymoses sans importance siégeant sur la face externe à droite et à gauche sur la face interne de la cuisse. Au membre supérieur droit il y a une tuméfaction au niveau de l'extrémité inférieure de l'avant-bras. A ce niveau on note une ecchymose légère à la face antérieure du membre. Il y a de la douleur à la pression au niveau des apophyses styloïdes et de la tête cubitale, moins pourtant que du côté radial du membre. Les mouvements spontanés sont douloureux ; quant aux mouvements provoqués, la flexion et l'extension de la main sur l'avant-bras sont possibles, peu douloureuses ; les mouvements de pronation et de supination sont difficiles, incomplets, très douloureux. Il n'y a pas de crépitation. On remarque une excoriation à la face postérieure du coude.

Le 14 juillet. — La fracture de l'avant-bras paraît être consolidée. L'épanchement sanguin sus-rétro-auriculaire droit est moins abondant, en voie de disparition. La saillie sous-occipito-bregmatique est moins prononcée. La douleur rétro-mastoïdienne n'existe plus. La paupière supérieure est encore ecchymosée.

L'enfant sort de l'hôpital le 14 juillet.

Le 10 mars 1898. — On n'a pas pu le retrouver avec l'adresse indiquée et vérifiée.

Observation V

A. Broca (*Traité de chirurgie cérébrale*, 1896)

Q.. Henri, six ans et quatre mois, en jouant à 11 heures du matin, s'approche d'un cheval qui lui envoie un coup de pied. Coma immédiat, sans paralysie ni stertor ; l'enfant criait mais ne parlait pas. Le 20 novembre 1892 à 2 heures et demie on l'apporte à l'hôpital. Plaie verticale de 5 centimètres de long à peu près sur la ligne bi-auriculaire, à mi-chemin entre l'oreille gauche et le vertex. Hématome sous le muscle temporal ; hémorrhagie notable, issue de matière cérébrale. Lorsqu'on pince l'enfant, il retire tous les membres en poussant quelques cris, mais pas de parole.

A 4 heures du soir on débride la plaie en haut et en bas avec fente transversale de la lèvre postérieure. On relève un lambeau comprenant le muscle temporal et le périoste.

Une esquille osseuse est enfoncée recouverte par un caillot et par de la matière cérébrale. On fait basculer l'esquille avec un élévateur et on la retire avec une pince ; immédiatement la dure-mère reprend sa rondeur ; elle est déchirée sur le bord antérieur de l'esquille ; le doigt pénètre dans la substance cérébrale. Suintement sanguin venant de la profondeur. Drain dans l'angle supérieur. Pansement compressif. Chloroforme facile.

Sort guéri le 25 décembre.

Le 1er janvier. — Etat général excellent ; marche bien, se sert des deux mains et ne présente aucun trouble de l'appareil locomoteur. Mais il parle moins bien qu'avant l'accident et ne peut pas toujours prononcer ce qu'il voudrait. Cicatrice très bonne, pas d'encéphalocèle. On voit et on sent une dépression ovalaire, à grand axe vertical de 5 centimètres de long sur un centimètre de large. Elle est animée de battements.

L'enfant a été revu quelques mois après, à l'occasion d'une poussée d'impétigo du cuir chevelu. Etat général et local excellent.

Observation VI (Résumée).

A. Broca (Poirier, *Thèse*, Paris, 1898).

Alfred F...., âgé de 8 ans, entre le 15 août 1897 à l'hôpital Trousseau, salle Denonvilliers, pour une chute du 3ᵉ étage.

Le 16 août. — On constate sur le front, du côté droit, une saillie très prononcée, douloureuse à la pression, et on remarque aussi une saillie au niveau de la suture occipito-pariétale droite. Il y a en outre de l'otorrhagie des deux côtés, une ecchymose mastoïdienne de chaque côté de la tête ; pas d'ecchymose pharyngée ou conjonctivo-palpébrale. Le faciès est pâle ; l'enfant répond mal aux questions, il est assoupi, se plaint continuellement. Les troubles moteurs et sensitifs font défaut. Le pouls est lent, régulier ; la température est normale.

Le 18 août l'enfant a bu pour la première fois. Le faciès est changé. Il y a de la paralysie faciale droite. Sa température s'élève jusqu'à 39°2, son pouls est petit. L'examen montre aussi une fracture de la clavicule gauche siégeant à deux travers de doigt de l'articulation sterno-claviculaire.

Le 20 août. — A partir de midi on remarque des mouvements convulsifs dans le côté droit de la face, dans la joue, dans la commissure labiale qui est fortement tirée en dehors ; et toujours l'enfant ne peut absolument pas fermer l'œil droit. Le malade urine continuellement sous lui ; il fait sous lui, bien qu'il soit plutôt constipé. L'ecchymose mastoïdienne est toujours très prononcée, à gauche elle envahit même la région temporale. La température redescendue à 37°4, redevient normale.

Le 22 août. — L'enfant reconnaît ses parents et ceux qui l'entourent. Ses yeux sont grands ouverts ; il n'a plus de mouvements convulsifs, mais il pousse des cris continuels et il est agité.

Le 23 août. — On constate du strabisme interne de l'œil
droit.

Le 25 août. — L'enfant est examiné au point de vue des fonc-
tions de l'encéphale et nous constatons les troubles suivants :

Il n'y a pas de surdité verbale, l'enfant comprend ce qu'on
lui dit et le prouve en exécutant ce qu'on lui commande, mais
ses réponses sont souvent inintelligibles ; les mêmes mots, notamment les mots « oui » et « non » reviennent à toute occasion;
il est incapable de dire son nom ; cependant quand on le lui
dit, il affirme que c'est bien le nom qu'il voulait dire ; dans les
efforts qu'il fait pour dire son nom, il articule des lettres qui
d'ailleurs ne font pas partie de son nom, ou bien il profère des
sons inarticulés.

Les mouvements du bras droit sont modifiés ; si on demande
à l'enfant de toucher un objet, il ne saurait l'atteindre ; sa main
se porte toujours au-delà.

La force musculaire est aussi très notablement diminuée
dans cette partie du corps.

Le 29 août. — L'enfant va mieux, il sourit même volontiers,
mais on voit très nettement que la commissure est déviée à
gauche. D'autre part, il comprend fort bien ce qu'on lui dit,
mais il est incapable de prononcer la plupart des mots.

Le 3 septembre. — L'amélioration s'accentue ; le malade
commence à parler un peu ; il y a certains mots cependant, son
nom notamment, qu'il ne peut articuler.

Le 6 septembre. — L'enfant est debout, il a toujours un
degré marqué d'aphasie ; son vocabulaire est très restreint ; si
par hasard on lui demande où il habite, il répond au 18, et ne
sait pas dire dans quelle rue il demeure. Il a d'ailleurs de la
confusion mentale, il refuse d'aller dans la cour s'imaginant que
c'est là qu'il est tombé. De plus il est atteint de cécité verbale
pour l'écriture et pour l'imprimé, mais il comprend très bien
une numération par points, il dit très bien quand on lui montre, ˙·˙, ou ···, c'est 5 ou 3. Son attention aussi se fatigue très
vite. D'un autre côté on constate à l'œil droit un peu de strabisme

interne toujours, et l'étendue du champ visuel est très nettement diminuée à droite. Enfin quand on fait marcher l'enfant, son attitude est spéciale; sa tête est très inclinée à droite, il dévie à droite; il y a d'ailleurs de l'incertitude de la démarche.

Le 7 septembre. — L'enfant sort.

Le 25 février 1898. — Une personne qui demeure sur le même palier nous dit que l'enfant est tout à fait bien portant. Il va à l'école; il voit bien des deux yeux; il parle bien, il a seulement un peu de peine à apprendre à écrire, il faut l'aider. Il ne se plaint d'aucune douleur. Il est très joueur.

Observation VII

A Broca (Thèse. Poirier. 1898).

Jeanne Ch..., âgée de 2 ans 1/2, entre le 11 juillet 1896 à l'hôpital Trousseau, salle Giroldès, n° 52. L'enfant vient de tomber d'un troisième étage sur la tête : elle est dans un état comateux. La palpation décèle une douleur vive et bien localisée sur la moitié droite de l'écaille occipitale ; de plus on sent un enfoncement de l'os dans toute la moitié de la région occipitale. Il y a une tuméfaction des parties molles. Mais on ne trouve pas de troubles de la sensibilité ni de la motilité. L'enfant reste couchée sur le côté gauche.

Le 13 juillet. — L'état comateux du premier jour a disparu, l'enfant s'intéresse à ce qui se passe autour d'elle, et répond aux questions.

Le 19 juillet. — Exéat. Il n'y a plus de symptômes généraux et à la palpation on sent encore les traces de l'enfoncement de l'occipital à droite ; mais il n'y a plus de douleur. La température, de 38°6 le jour de l'accident, était tombée le lendemain à 37°6 et avait continué à descendre jusqu'à la normale.

Le 1er mars 1898. La grand'mère nous dit que l'enfant se porte très bien.

Le 10 mars 1898. — Nous voyons l'enfant. On sent un petit ganglion dur et indolent de chaque côté de la nuque. L'enfant prend de l'huile de foie de morue. Elle a quelques cauchemars la nuit et un peu de mâchonnement. À la palpation, on ne sent plus aucune trace de l'enfoncement ancien.

Observation VIII (Résumée).

A. Broca (*Thèse de Doctorat*, Henri Leclerc, 1896).

Le 12 avril 1896, Marcel V..., âgé de 6 ans 1/2, est admis dans le service de M. le professeur Lannelongue, salle Denonvilliers, n° 1, pour une fracture du crâne. L'enfant est dans un état de commotion cérébrale assez prononcé pour que l'interne de garde fasse venir un chirurgien qui, ne trouvant aucune indication opératoire, conseille l'application de glace sur le crâne. L'interrogatoire a appris qu'il était tombé d'une échelle sur le pavé de la cour. Le lendemain de l'entrée on constate dans la région pariétale droite un hématome qui n'arrive pas jusqu'à la suture sagittale et dont la limite inférieure est à deux travers de doigt au-dessous du conduit auditif externe.

On croit sentir un enfoncement en arrière de la ligne bi-auriculaire. On ne constate aucun écoulement par le nez ou par les oreilles, ni d'ecchymose sous-conjonctivale. L'enfant a l'air un peu hébété. Pouls et respiration normaux.

Le 13 avril on constate une paralysie faciale complète du côté gauche. Les pupilles sont égales. Aucun autre trouble moteur à noter.

Le 14 avril. — Le malade se plaint de douleurs céphaliques qu'il localise surtout dans la région frontale ; il a de la raideur des muscles de la nuque. L'abattement est toujours aussi prononcé. En recherchant la motilité des membres, on s'aperçoit qu'il a une certaine parésie des membres supérieurs et inférieurs, parésie surtout accusée du côté gauche. Dans l'après-midi, on note à plusieurs reprises des mouvements convulsifs dans tout le côté gauche du corps, face comprise, et le soir la respiration est un peu stertoreuse.

Le 15 avril. — M. A. Broca, en présence de la paralysie faciale très évidente et des symptômes progressifs de l'hémiplégie gauche, se décide à faire la trépanation. Incision cruciale du cuir chevelu. Le périoste décollé renferme au-dessous de lui un peu de sang rougeâtre. Après avoir épongé, on constate vers la partie moyenne de la région pariétale une fissure qui vient des parties antérieures du crâne. On ne note aucun enfoncement des os. La trépanation de l'os ne relève aucun épanchement en dehors de la dure-mère que l'on incise crucialement après avoir agrandi l'orifice osseux avec la pince gouge.

La dure-mère est ecchymotique, et au-dessous on tombe sur un petit foyer de contusion cérébrale. M. Broca enlève quelques caillots superficiels ; il en sort quelques-uns venant spontanément de l'intérieur de la substance cérébrale qui elle-même est en bouillie et s'élimine sous la poussée des caillots. Avec la curette on débarrasse le foyer sous-dure-mérien de quelques caillots sanguins mélangés de substance cérébrale. Suture de la dure-mère. Suture du cuir chevelu après drainage. Pansement antiseptique.

Le jeudi 16 on ne constate aucune amélioration dans la paralysie faciale et brachiale. Quant à celle de la jambe gauche, elle a en grande partie disparu. L'enfant a l'air éveillé, il est gai. Le soir il peut fermer l'œil gauche un peu plus que le matin, sans cependant arriver à rapprocher complètement les bords palpébraux. La paralysie du bras est moins étendue.

Le 17 l'enfant peut faire quelques mouvements mais sans pouvoir toutefois étendre le poignet et les doigts qui restent fléchis. La face moins déviée du côté droit est par moments le siège de convulsions involontaires dans le côté gauche. On enlève le drain le 20.

Le 28 avril l'enfant quitte l'hôpital ; il ne peut étendre les 2e et 3e phalanges de l'index ni donner de latéralité à ce doigt

et au médius où cependant les mouvements d'extension des 2e
et 3e phalanges commencent à se dessiner. La paralysie faciale
est encore accentuée. La salive s'écoule continuellement sur la
poitrine de l'enfant. Il a toujours une légère hémiparésie gauche. La marche se fait en fauchant, la pointe du pied portée en
dedans.

Le 16 mai. — L'enfant est revu : l'hémiparésie gauche a disparu. Il ne reste à récupérer que les mouvements de la moitié
inférieure gauche de la face. Excellent état général.

Le 22 juin 1896. — L'enfant est complètement guéri. La
paralysie faciale a disparu. Très bonne santé. Revu à plusieurs
reprises.

Le 28 février 1898. — La mère nous dit que son enfant est
dans le même état que l'an dernier quand M. Broca l'a vu. On
sent toujours des battements à droite au niveau de la fracture.
Peut-être y a-t-il un peu de parésie faciale.

OBSERVATION IX (Résumée).

RONANICIANO (Revue des maladies de l'enfance, t. XII).

Georges M..., âgé de 4 ans, habitant la commune de « Creata
Lésile », est entré dans notre service le 22 mai 1893. Cinq jours
avant son entrée à l'hôpital, l'enfant avait été frappé par un
cheval et avait immédiatement perdu connaissance ; il avait eu
une légère hémorrhagie facilement arrêtée par ses parents. la
plaie était toute petite. Les jours suivants elle commença à sup-
purer. L'enfant a eu des vomissements, des maux de tête, et les
parents doivent l'amener à l'hôpital.

État actuel. — Dans la région pariétale gauche, à 5 centimètres au-dessus du bord supérieur du pavillon de l'oreille, il
y a une plaie d'un centimètre de longueur, présentant au milieu
un petit orifice rond large comme un petit pois, par lequel
coule abondamment un pus rougeâtre. Les téguments autour
de la plaie sont décollés sur une circonférence du diamètre de

2 centimètres et l'os et mis à nu ; en pressant on sent un léger enfoncement de l'os. L'enfant est hébété, ne parle pas, a les pupilles dilatées, surtout celle de droite. La température est de 39°5. Le pouls est rare et faible. Respiration cérébrale.

Opération 23 mai. — Après avoir fait l'antisepsie minutieuse des parties et rasé toute la tête, j'incise les téguments en forme de croix jusqu'à l'os ; écartant les quatre lambeaux, je trouve un fragment enfoncé en une profondeur de 5 millimètres, mobile et triangulaire. Le fragment est long de 6 centimètres et large de 3 à sa partie moyenne. Je l'enlève par morceaux. Les méninges étaient déchirées, la substance cérébrale écrasée. De l'intérieur du crâne il s'écoule une grande quantité de liquide rougeâtre et consistant comme la lie de vin. J'incise avec les ciseaux les méninges ; je lave bien la cavité et l'hémorrhagie étant très abondante, je l'arrête en cautérisant avec le thermocautère, et je remplis la plaie de gaze iodoformée et stérilisée. Pour que la compression soit mieux faite, j'applique deux points de suture sur les lambeaux des téguments et sur la gaze iodoformée. Le tout est recouvert d'un pansement antiseptique, occlusif et compressif. Chloroformisation sans accidents, 6 grammes en 20 minutes. Après l'opération le pouls continua d'être rare et faible (cérébral), la respiration irrégulière ; vers le soir l'enfant soupira quelquefois et essaya de porter la main à sa tête. Il fut agité pendant la nuit et vomit deux fois. La température était de 39° le matin, 39°8 le soir. Je lui administrai 40 centigrammes de calomel.

Le 24. — Même état, sauf que l'enfant est plus agité. Il continue de ne pas parler, il est somnolent. La température 39°2 le matin, 39°9 le soir. Je lui donne 30 centigrammes d'antiférine en 3 doses.

Le 25. — L'enfant commence à prononcer quelques paroles ; il répond brièvement et difficilement aux questions que nous lui posons. La somnolence et la cécité droite persistent. La motilité est conservée, la sensibilité exagérée. La dilatation des pupilles persiste également des deux côtés. Je change le pansement, enlève la gaze iodoformée et lave avec une solution à 5 p. 100 d'acide phénique. Par la perte de substance osseuse la substance cérébrale fait hernie. Je fais le pansement phéniqué appliquant un morceau de gaze iodoformée sur la hernie cérébrale. Température 38°5 le matin, 38°7 le soir. Je continue l'antifébrine.

Le 26. — L'enfant est plus éveillé ; il demande à manger, reconnaît sa mère et ses frères. Dans la nuit le sommeil a été calme. La hernie cérébrale croît elle a la grandeur d'une grosse noix et la surface en est rouge. Je change les pièces du pansement sans laver la plaie. Température 38° le matin, 38°3 le soir. Je continue l'antifébrine.

Le 27. l'enfant est plus tranquille, il demande à voir ses frères. Je n'ai point changé le pansement. Température 37°8 le matin, 38° le soir.

Le 29, j'ai changé le pansement vu qu'il était imbibé. La tumeur cérébrale est devenue grande comme une pomme, de couleur rouge violet, molle et saignante. Elle suit les mouvements respiratoires et devient violette quand l'enfant crie. Aucun trouble de la sensibilité ni de la motilité. La cécité droite persiste. Pendant le jour l'enfant est gai, joue et mange. Température 37°5 le matin, 37°8 le soir.

Dans le courant du mois de juin, la hernie s'accroît au point que son diamètre longitudinal atteint 12 centimètres et son diamètre transversal 9 centimètres. Elle suppure beaucoup. Des pansements soignés et fréquents sont faits. La température est remontée à 40°5 puis elle a baissé. La cécité droite a disparu.

Le 28 juillet, la tumeur a presque complètement disparu. Il s'est formé à sa surface un tissu de cicatrice qui en se rétractant, l'a réduite.

Le 24 septembre, 4 mois après l'accident, on a besoin d'une observation minutieuse pour reconnaître l'endroit de la perte de substance osseuse.

Observation X

MM. Legueu et Couvelaire (*Société anatomique de Paris*, 1897)

Germaine Thom..., âgée de neuf ans, en jouant dans la rue reçoit un pot de fleurs tombant d'un cinquième étage, le 1er mars 1897, vers 3 h. 1/2 de l'après-midi. Elle est immédiatement conduite à l'hôpital Saint-Louis où elle est reçue dans le service de M. Marchand. Elle reprend connaissance au bout d'une heure environ et se laisse facilement examiner. Elle comprend tout ce qu'on lui dit et répond sans embarras aux questions qu'on lui pose.

Elle porte au niveau de la région pariétale droite une plaie contuse à bords recroquevillés, saignante, longue de trois à quatre centimètres. Au-dessous on perçoit un enfoncement de la voûte crânienne avec crépitation osseuse due aux fragments multiples. Au niveau de la face on note un certain degré de pâleur, quelques mouvements spasmodiques du côté droit qui cessent d'ailleurs au bout d'une heure et une parésie faciale du côté gauche. Il n'y a rien de particulier du côté du globe oculaire. Pas d'ecchymose. Le membre supérieur gauche est paralysé. Les troubles moteurs consistent en une paralysie flasque, les troubles sensitifs en une anesthésie tactile complète. La sensibilité à la douleur est conservée mais avec un retard notable. Le membre supérieur gauche est seulement parésié.

L'interne de garde, M. Pélisse, fait appeler M. Legueu qui arrive vers cinq heures, une heure et demie après l'accident et intervient immédiatement. Le foyer de la fracture est largement découvert par une longue incision en Y. Les esquilles osseuses sont enlevées, les plus volumineuses sont au nombre de quatre et couvrent une espace quadrangulaire qui avait six et sept centimètres de côté. La dure-mère est intacte et il ne semble pas qu'il y ait quoique ce soit d'anormal au-dessous d'elle. La

— 25 —

plaie, soigneusement nettoyée, est suturée aux crins de Florence ; une mèche de gaze iodoformée est laissée dans la plaie à l'un des bouts de l'incision.

Le 2 mars. — La petite malade est toujours dans le même état, elle a été un peu agitée pendant la nuit, se plaint toujours de sa tête, la température est de 36°5. Son pouls bat à 115, il est bien frappé avec quelques irrégularités. Les troubles moteurs persistent, les convulsions localisées au côté droit de la face n'ont pas reparu. Le seul fait nouveau est l'apparition d'une ecchymose dans la partie antérieure de la région temporale gauche du côté opposé à la fracture.

Le 3 mars. — La petite malade va toujours bien, la mèche de gaze est enlevée. L'ecchymose temporale a envahi la paupière supérieure.

Le 5 mars. — L'ecchymose a envahi la paupière inférieure et la partie externe de la conjonctive oculaire. La parésie du membre inférieur a disparu, à peine reconnaît-on celle de la face. Mais le membre supérieur est toujours paralysé.

Le 6 mars. — Cinq jours après l'intervention, la sensibilité au contact encore absente la veille a reparu. La localisation du contact n'est pas précise.

Le 8. — Les fils de suture sont enlevés. Etat local parfait.

Le 13. — La malade commence à remuer son bras. L'abduction du bras, la flexion et l'extension de l'avant-bras sont possibles, mais le poignet est immobilisé en flexion, la main est maintenant en griffe. La petite est incapable de remuer ses doigts. La sensibilité est redevenue normale comme localisation et comme intensité.

Le 21. — Le mouvement de flexion des doigts est possible, l'extension très limitée.

Le 27. — La malade quitte l'hôpital. L'ecchymose palpébrale et conjonctivale est en voie de rétrocession depuis le 6 mars. Du côté de la voûte crânienne il n'y a plus qu'une dépression cutanée, profonde de près d'un centimètre; cette dépression est triangulaire, la base du triangle parallèle à la suture sagittale en est distante de 4 centim. et mesure 4 centim. ; le sommet du triangle est sur la ligne bi-auriculaire à 7 centim. de la base. Au niveau de cette dépression, on voit et on sent un soulèvement systolique de faible amplitude. L'état général est excellent.

Le 12 mai. — La petite malade toujours bien portante vient nous annoncer de nouveaux progrès, le poignet se fléchit et s'étend parfaitement. Les doigts se fléchissent et s'étendent, sauf le médius qui reste en griffe, son extension étant impossible. L'abduction est encore limitée. Enfin la force musculaire mesurée au dynamomètre donne encore une différence de 15 à 25 du côté droit, 10 seulement à gauche.

OBSERVATION XI (inédite).

(Due à l'obligeance de M. le Dr VILLEMIN.,

Le 4 décembre 1899, le jeune E. G..., 6 ans 1/2, entre aux Enfants-Malades, service de M. le professeur Lannelongue, salle Giraldès, nº 8. Il vient d'être renversé par une voiture et l'un des pieds du cheval l'a frappé à la tête au niveau de la région pariéto-temporale gauche. Les parties molles sont contusionnées. Le pariétal est enfoncé et l'on sent deux esquilles. De plus il y a une plaie parallèle à l'oreille intéressant le muscle temporal.

Le 5 décembre. — On enlève les esquilles, on lave les parties molles et l'on referme en drainant largement. On suture les bords de la plaie du muscle temporal.

Le 7 décembre. — L'enfant quitte l'hôpital en bonne voie de guérison.

OBSERVATION XII (inédite).
(Due à l'obligeance de M. le Dr VILLEMIN).

Le 13 octobre 1900 Jeanne V.... âgée de deux ans, est apportée à l'hôpital des Enfants-Malades, salle Bouvier n° 1. En se penchant à une fenêtre du premier étage, elle vient de tomber sur le pavé.

A son entrée à l'hôpital, l'enfant est dans un état de prostration absolue.

A l'examen rendu difficile par l'œdème du cuir chevelu, on constate sur le pariétal droit une fracture que l'on ne peut délimiter que difficilement.

La face à gauche est couverte d'une vaste ecchymose très accentuée au niveau de la paupière, elle est très œdématiée. Les yeux sont fermés. L'enfant présente une hémiplégie gauche complète, la respiration est cérébrale, le pouls fréquent, faible et irrégulier. La température est de 38°,2.

Du 13 au 16 octobre l'enfant ne prend aucune nourriture, elle est toujours plongée dans le coma ; la température ne dépasse pas 38°.

Le 17 octobre la petite reprend un peu connaissance, sa température est de 37°, elle commence à remuer un peu les membres.

L'amélioration se continue les jours suivants et le 11 novembre l'enfant quitte l'hôpital complètement guérie.

Nous avons revu l'enfant le 16 février dernier 1901. Elle va très bien. On ne sent plus aucune trace de la fracture. Elle est aussi intelligente, aussi gaie que par le passé. Il ne reste rien de son hémiplégie gauche. Elle marche bien, manœuvre son bras, sa main gauche avec aisance.

Observation XIII (inédite).

(Due à l'obligeance de M. le Dr Villemin.)

Le 16 octobre 1900 vers 4 heures de l'après-midi, le jeune Louis M..., âgé de 3 ans, tombe d'une fenêtre du 2e étage sur le pavé. Personne n'est présent au moment de l'accident. Lorsqu'on le relève, l'enfant est couché sur le côté droit, sans connaissance, le regard fixé à gauche ; un petit filet de sang sort de sa bouche et ne tarde pas du reste à se tarir.

Transporté immédiatement à l'hôpital des Enfants-Malades, salle Giraldès, n° 10, l'enfant vomit tout ce qu'il a pris dans la journée ; il reste dans le coma toute la nuit et ne recouvre sa connaissance que le lendemain matin ; sa température qui était de 38° 8 à son entrée à l'hôpital n'a pas varié, et on ne constate alors aucun écoulement ni par la bouche, ni par les fosses nasales, ni par les oreilles.

Le lendemain matin le malade est très agité et porte constamment sa tête en arrière. A l'examen on ne constate pas de plaie, mais à la partie supérieure et sur toute la région pariéto-temporale droite, un énorme épanchement, ainsi qu'en bas de la région occipitale du même côté. A la palpation, le trait de fracture paraît être pariéto-temporal en haut, puis s'irradiant à la base, rétro-mastoïdien, l'écaille du temporal ayant été légèrement intéressée.

On constate en outre à la partie supérieure de la région pariétale droite un léger enfoncement de fragments et l'on perçoit à ce niveau une légère crépitation. Le cuir chevelu est complètement décollé sur tout le côté droit. Grande pâleur de la face, mais en somme pas de symptômes de compression de l'encéphale.

Le surlendemain de l'accident, le malade a entièrement repris connaissance. On constate ce jour-là une violente ecchymose sous-conjonctivo-palpébrale ; les pupilles dilatées, le réflexe pupillaire aboli, le malade n'a plus la sensation lumineuse ; c'est là le seul trouble fonctionnel que l'on puisse constater.

Le 13e jour de l'accident la température reste toujours stationnaire à 37°, 37°2.

Le 29 octobre. — Plus de trace d'épanchement, l'ecchymose palpébrale tend aussi à disparaître. Le malade très gai ne présente aucun trouble de l'intelligence ; le trait de fracture se perçoit encore facilement dans la partie supérieure de la région pariétale droite. Mais il ne voit toujours pas et réclame constamment de la lumière. Dans la nuit du 29 au 30 il aurait cependant aperçu la lueur d'une bougie. Sa température est toujours à 37° 2.

Quand l'enfant quitta l'hôpital le 5 novembre, il allait parfaitement et il avait recouvré entièrement la vision.

Nous avons revu cet enfant le 23 février 1901. Il va très bien. Il est gai, intelligent, voit comme par le passé et tout signe de fracture a disparu.

Observation XIV (Inédite).

(Due à l'obligeance de M. le Dr Lagoutte.)

Le 29 août 1898, le jeune Roger L..., âgé de 5 ans, est apporté à l'hôpital de Dijon. L'enfant vient de tomber du 2e étage sur un dallage en pierre, il a eu une hémorrhagie considérable. M. le Dr Lagoutte, chirurgien à l'hôpital, prévenu, arrive vers deux heures. Il trouve l'enfant dans un état demi-comateux, sans parole avec une hémiplégie gauche absolue.

Température 38°4. Il constate des fractures étendues des deux pariétaux, surtout du pariétal droit, 2 ou 3 petites plaies.

Le 31 au matin, intervention. Une large incision cruciale est faite. La substance cérébrale fait hernie sous le périoste crânien. Trois fragments osseux séparés et enfoncés profondément dans le cerveau sont enlevés. On constate que des traits de fracture s'irradient vers le frontal en avant et vers le rocher et l'occipital en arrière. La matière cérébrale fait hernie et fortement vascularisée, saigne facilement. La plaie est soigneusement nettoyée. On fait une suture incomplète et un pansement sur la portion cérébrale herniée laissée dehors.

L'enfant reste sans connaissance pendant 8 jours, l'hémiplégie avec insensibilité totale persistant. La constipation dure 3 semaines.

La température de 38°4 qu'elle était au début, descend en lysis jusqu'à la normale qu'elle atteint le 3 octobre. Le 4 elle remonte subitement à 39°6 puis à partir de ce moment revient progressivement et définitivement à la normale qu'elle atteint le 13 oc'obre.

Du 8 au 15 septembre, les mouvements reviennent insensiblement. L'ouïe revient, la parole aussi mais très imparfaitement.

Le 6 octobre, l'enfant a repris connaissance, la parole est revenue entièrement, le membre inférieur gauche est en contracture. Il y a écoulement d'une grande quantité de liquide céphalo-rachidien et de la suppuration.

L'écoulement et la suppuration cessent le 1er novembre. La plaie bourgeonnant, la hernie cérébrale rentre. L'enfant s'alimente bien.

Le 20 janvier on met la jambe en extension. Les mouvements paraissent revenir. Le 4 mars, l'enfant part à la campagne ; les mouvements spontanés de la jambe sont très limités ainsi que ceux du bras.

Il revint l'été de 1900. La peau du cuir chevelu au niveau de la plaie était fortement indurée, et il n'y avait plus trace de hernie.

Le bras était un peu mobile, mais pas utilisable pour les besoins quotidiens. La jambe était très raccourcie, et l'enfant marchait sur la pointe du pied. Les autres organes étaient sains, l'état général bon.

Nous avons eu des nouvelles de cet enfant le 24 février 1901. Il marche facilement, mais le bras gauche est encore paralysé. La main est en griffe, jouit toutefois de petits mouvements qui lui rendent quelques services.

Observation XV (inédite).

(Due à l'obligeance de M. le Dr Broussolle).

Eugène P..., âgé de 1 an, entre à l'hôpital de Dijon le 15 décembre 1892, étant tombé la veille d'un second étage sur la dernière marche d'un escalier de pierre.

À son entrée on constate un énorme gonflement de toute la région pariétale gauche. L'enfant n'a pas eu de rétention ni d'incontinence d'urine. Il n'y avait aucune lésion appréciable de la colonne vertébrale et des membres.

Après quelques heures d'état comateux, l'enfant commence à se plaindre par de petits gémissements prolongés continus. On le traita par une révulsion à la farine de moutarde sur les membres inférieurs, de légères doses de chloral, puis de la glace sur la tête.

Il resta 8 jours dans le même état puis se remit insensiblement. Il marchait, mais la jambe et le bras droits étaient faibles quand il quitta l'hôpital. Le pouce droit était déjeté en avant et en dedans. L'enfant n'a pas été revu depuis sa sortie, mais on a eu de ses nouvelles en 98. Il était toujours faible de la jambe droite : son pouce droit ne pouvait être étendu. Malgré cela, l'enfant se servait de sa main.

Le pronostic dans les fractures du crâne est fait de l'importance et du nombre des lésions anatomiques diverses, de la commotion nerveuse et surtout des complications inflammatoires consécutives à l'infection. Les observations que nous rapportons nous semblent par la variété de leurs cas, de leurs symptômes, présenter un ensemble à peu près complet des lésions anatomiques possibles. Elles sont remarquables notamment par la violence des traumatismes qui les ont produites. Nous y

voyons en effet des enfants tombant du premier, du
deuxième, du troisième étage, parfois sur des pavés, ou
recevant des coups de pied de cheval sur la tête. Sans
rentrer dans les détails de ces observations, qu'il nous
soit permis de signaler brièvement dans chaque cas les
particularités intéressantes. En ce qui concerne les nouveau-nés, la discussion qui eut lieu à la Société de chirurgie à la suite des communications de Danyau en 1843
nous dispense d'y insister beaucoup. Nous voyons que
des hommes tels que Danyau, Cazeaux, Gosselin, Broca,
considéraient les faits de fracture du crâne chez les
nouveau-nés, à la suite de l'accouchement à travers un
bassin notamment rétréci, comme relativement bénins
et fréquents, et nous ne saurions mieux faire que
d'adopter leurs conclusions.

Dans l'observation I nous voyons un enfant de 4 ans
qui tombe du deuxième étage et se fracture gravement
le crâne et l'avant-bras droit : 10 jours après il peut
sortir de l'hôpital sans avoir subi d'intervention.

Le cas suivant est celui d'un enfant de 6 ans qui
reçoit un violent coup de pied de cheval, il y a fracture,
attrition de la matière cérébrale ; après intervention, il
sort de l'hôpital guéri 35 jours après son entrée ; la
parole est seulement moins facile. Revu quelques mois
après, il est entièrement guéri.

Plus loin c'est la chute du troisième étage d'un
enfant de 8 ans. Il y a fracture grave du pariétal droit et
sans doute du rocher et de l'orbite du même côté, puis
de la clavicule gauche. La paraphasie, la paralysie
faciale, le strabisme, la confusion mentale traduisent les

lésions encéphaliques. Il guérit spontanément en quelques mois.

La petite Jeanne Ch..., âgée de 2 ans, qui fait le sujet de l'observation VII, était également tombée du 3ᵉ étage sur la tête. Elle ne reste à l'hôpital que huit jours. Quand elle en sort, sans avoir subi d'intervention, elle ne présente plus de symptômes généraux; sa guérison est à peu près assurée.

Ce qui fait l'intérêt de l'observation suivante, c'est l'écrasement notable de la substance cérébrale qui s'élimine en bouillie. L'intervention donne la guérison en deux mois.

Nous avons reproduit assez longuement l'observation IX d'un enfant de quatre ans qui a reçu un violent coup de pied de cheval; elle nous a paru intéressante par la cécité droite temporaire qu'a présentée cet enfant et par cette hernie cérébrale qui croît jusqu'à acquérir un volume considérable puis se réduit par un mécanisme naturel.

L'observation XII, d'une fillette de deux ans, qui tombée du 1ᵉʳ étage, entre à l'hôpital avec fracture du crâne et hémiplégie gauche, présente de l'intérêt en raison et de la spontanéité et de la rapidité de la guérison qui s'effectue complète en moins d'un mois.

Elle est remarquable à plus d'un titre, l'observation suivante. L'enfant de deux ans tombé du 2ᵉ étage guérit en trois semaines sans intervention. La vision chez lui a été complètement abolie pendant ce temps. A ce point de vue, cette observation est à rapprocher de l'observation IX où la cécité temporaire a frappé l'œil droit seulement. N'est-il pas permis de conclure que dans ces deux cas l'étage moyen avait été fracturé au niveau de la gouttière optique, d'où l'addition d'un important facteur de gravité.

Le cas qui vient après est celui d'un enfant de quatre ans tombant du 3° étage sur un dallage en pierre : la lecture montre la gravité des lésions. La guérison, bien qu'imparfaite, n'est-elle pas remarquable néanmoins? Un traitement électrique approprié l'eût peut-être rendue plus complète.

Enfin notre dernière observation concerne un enfant d'un an tombant du 2° étage sur un escalier de pierre et la guérison notable se faisant spontanément.

Elles seraient uniques, ces observations, qu'il serait néanmoins permis, pensons-nous, d'éprouver quelque surprise en constatant une pareille tolérance, même rare, du cerveau chez les enfants. Mais elles ne sont pas isolées et nous pourrions en produire d'autres. Il ne nous viendra pas à l'esprit en présence de ces faits de dire que les fractures du crâne sont bénignes chez les enfants. Les accidents de ce genre n'ont pas toujours une issue aussi heureuse. Toutefois il ne nous semble pas téméraire de conclure que ces factures sont relativement bénignes.

Nous avons dit que les complications inflammatoires entraient pour une grande part dans le pronostic des fractures du crâne. Elles sont à craindre surtout quand il y a plaie des téguments. Pour Kœnig, « le pronostic et la marche des lésions traumatiques du crâne dépendent en 1re ligne de l'absence ou de la présence d'une lésion concomitante des téguments et l'on doit toujours prendre ce fait en considération pour le traitement ; on ne devra pas avoir une confiance illimitée dans la méthode antiseptique ; des téguments intacts valent mieux ». En temps de guerre, d'après Von Bergmann, les blessés de tête meurent toujours et en grand nombre de méningite.

Il résulte de là qu'une antisepsie minutieuse sera une partie importante du traitement. Les statistiques du docteur E. Forgue (*Gazette hebdomadaire des Sciences médicales de Montpellier*, 1890) sont instructives à cet égard. Mais il résulte de là également que si les enfants jouissent d'une certaine tolérance à l'égard des traumatismes crâniens, ils le doivent pour une part notable à la résistance qu'ils opposent aux complications inflammatoires. Et en effet la plupart de nos petits blessés n'ont eu un peu de température qu'au début de leur état. Dans les cas où une complication inflammatoire est survenue, elle est restée toute locale. L'obs. IX est instructive à ce sujet. L'enfant dont il est question fut, au début, soigné 5 jours par ses parents seuls, et la plaie suppurait quand il entra à l'hôpital. Dans la pathogénie de la hernie cérébrale qui survint, il est probable que l'inflammation eut une large part. Mais l'inflammation ne se généralisa point et l'enfant guérit. Une observation analogue de la thèse du docteur Poirier est au moins aussi probante. Elle concerne un enfant qui pendant huit mois conserva un abcès du cerveau avec trajet fistuleux profond de 7 centimètres. Notre observation XIV rentre dans ces cas.

En conséquence nous poserons les conclusions suivantes :

CONCLUSIONS

1° Malgré leur gravité apparente et l'importance du traumatisme qui les a déterminées, les fractures du crâne chez les enfants sont relativement bénignes.

2° Elles guérissent en un temps souvent court et assez fréquemment sans intervention.

3° La raison de cette bénignité relative, est surtout la résistance des enfants aux infections.

BIBLIOGRAPHIE

BROCA. — *Semaine médicale*, 1899, t. XIX, p. 81.

CAMERSON. — Fracture de la voûte du crâne chez un enfant, foyer de ramollissement. *Bulletin anat. de Paris* (1871) XLVI, 322.

CHAPLAIS. — Fractures du crâne. *Marseille médical*, 1870, VII.

DAIX. — *Thèse*, Paris, 1868.

DANYAU. — *Bulletin de la Société de chirurgie*, 1857. — *Journal de chirurgie*, 1843.

DRANSART. — Fractures du crâne chez les enfants. *Bulletin Soc. anat. de Paris*, 1873, XLVIII.

DUPLAY et RECLUS. — *Traité de chirurgie*.

FENWICK. — Case of depressed fracture of the vault of the skull in a child of five years recovery. Canada M. et S. J. Montreal, 1874, iii.

GORRETT — Remarcable case of recovery after extensive compound fracture of the skull of a child two years of age. *Austral M. J.* Melbourne, 1871, xvi.

GOODE (W. H). — Two cases of compound depressed fracture of the skull in children. *Australas. M. Gaz.* Sydney 1889-90, ix.

GAUSS (A). — Ein Fall von geheilter mit Hirnverletzung Komplizirter Fraktur des Hinterhauptbeines bei einem 2 1/2 Iahre altenkind. *Wien med.*, 1879, XXIX.

Forgue (E). — *Gazette hebdomadaire des sciences médicales de Montpellier* (mai 1890).

Hermant. — Fracture du crâne avec lésion du cerveau. *Arch. méd. belges*, Bruxelles, 1897, ix.

Leblois. — Fracture chez les enfants. Paris, 1894.

Mory. — Sur les fractures du crâne. *Soc. de méd. légale de France. Bull.*, Paris, 1880-81.

Neuffer. — Ein fall von Schadel Verletzung mit Substanz-Verlust bei einem 8 jahrigen Knaben. *Med. Cor. Bl. d. Württemb. Stuttg.*, 1877, xlvii.

Nivet. — Fracture du crâne chez un enfant. *Bull. Soc. anat.*, Paris, 1848, xiii.

Oré. — *Bulletin Académie de médecine de Paris*, 1878, vii.

Paget (S). — Fracture of skull in an infant with pulsation. *Clin. J. Lond.*, 1897-98, xvi.

Poirier. — *Thèse*, Paris, 1898, 100.

Reid. — Case of fracture of the skull with a trouble of vision in one eye and hemianopia in the other. *Tr. Glasg. Path. et clin. Soc.* (1880-91) 1892, iii.

Rosaniciano. — *Revue des maladies de l'enfance*, t. xxii.

Seerig. — Kopfverletzung bei einem 6 jahrigen Knaben. *Med. Ztg.* 1850, i.

Sémileau. — Thérapeutique chirurgicale des maladies du crâne.

Sharp (W. H.). — Cases of fracture of the skull in joung children. *Tr. M. Soc. W. Virg. Wheeling*, 1890, 725.

Shaw (W. C). — Skull fracture in children. *Med. Standard Chicago*, 1890, xv.

Wein. — *Annales de médecine et de chirurgie infantile*, Paris, 1899, t. iii (3-12).

IMPRIMERIE F. DEVERDUN, BUZANÇAIS (INDRE).

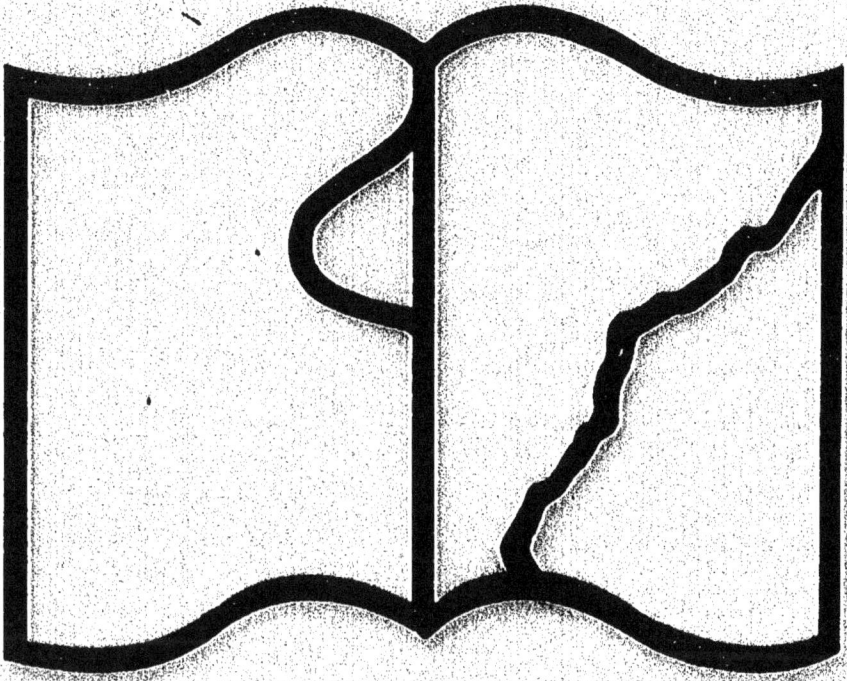

Texte détérioré — reliure défectueuse

NF Z 43-120-11

www.ingramcontent.com/pod-product-compliance
Lightning Source LLC
Chambersburg PA
CBHW071424200326
41520CB00014B/3567